AF233305

OBSERVATIONS

SUR L'EMPLOI

DES PRÉPARATIONS DE FER

EN MÉDECINE.

NOTE

SUR LE CITRATE DE FER,

CONSIDÉRÉ

COMME AGENT THÉRAPEUTIQUE.

PAR

BÉRAL, PHARMACIEN,

RUE DE LA PAIX, Nº 12, A PARIS.

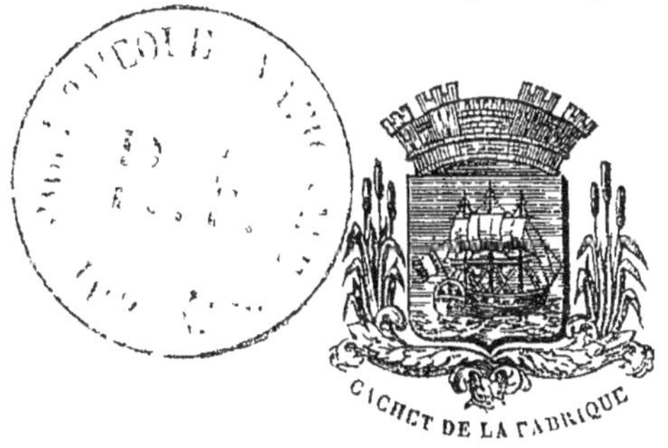

PARIS

IMPRIMERIE ET LITHOGRAPHIE DE MAULDE ET RENOU,
RUE BAILLEUL, 9 ET 11, PRÈS DU LOUVRE.

1844

CONSIDÉRATIONS GÉNÉRALES

SUR L'ACTION ET L'EMPLOI
DES MÉDICAMENS FERRUGINEUX.

Les préparations ferrugineuses occupent une place importante dans la classe des médicamens toniques. Elles favorisent la digestion, et rendent plus facile l'élaboration des matières alimentaires. L'influence du fer sur l'exercice de la digestion est bien connue, tous les praticiens conviennent que les ferrugineux sont d'excellens stomachiques.

Ces médicamens augmentent la force matérielle du cœur qui, alors, communique une impulsion plus vive, plus énergique aux colonnes de sang qui remplissent les canaux artériels.

L'action des ferrugineux ranime la fonction absorbante, lorsqu'elle est dans l'inertie. L'influence qu'ils portent sur la peau et sur d'autres organes, fortifie le tissu de ces appareils, développe leur énergie, soutient l'exercice de leur fonction secrétoire et exhalante.

La puissance corroborante du fer rétablit l'activité de toutes les parties qui sont dans un état de relâchement, et les fait passer rapidement d'une condition morbide à une condition normale.

Les martiaux solides pénètrent lentement dans les voies de l'absorption, et ne produisent que des effets éloignés. Leur action paraît en quelque sorte se borner aux parois de l'estomac et du canal intestinal.

Ceux qui sont liquides, au contraire, sont absorbés avec facilité, circulent dans toute l'économie, et produisent des effets plus prompts et plus généraux.

Employés à haute dose, les ferrugineux insolubles occasionnent quelquefois, par leur simple action mécanique, des douleurs à l'épigastre, des coliques ; ils font naître une constipation opiniâtre avec un sentiment de chaleur dans le bas-ventre. On prévient ces accidens en faisant usage de préparations liquides.

Les médicamens ferrugineux conviennent aux sujets débilités par des évacuations excessives, épuisés par de longues maladies, aux chlorotiques, à tous ceux qui ont un sang appauvri, détérioré.

Aussitôt qu'ils en font usage, il s'établit un meilleur ordre d'exercice dans les fonctions nutritives; l'état du malade change, son pouls devient plus plein, son teint plus animé, sa chaleur plus élevée; il a plus de force.

Une foule de faits bien constatés attestent l'utilité et l'efficacité des préparations de fer dans les maladies qui procèdent du ramollissement de la substance des tissus, de l'inertie de leurs facultés, de la mauvaise constitution de leur matériel.

L'action tonique des ferrugineux les rend tour à tour propres à rétablir ou à ralentir la menstruation. Ces médicamens excitent les règles toutes les fois que la suppression de cet écoulement a pour cause une débilité générale; ils arrêtent le sang que l'inertie de la matrice laissait échapper, en augmentant le ton, la vitalité de cet organe.

On a justement conseillé l'usage momentané et de temps en temps renouvelé de ces agens médicinaux, aux individus d'une constitution lymphatique, à ceux qui ont la fibre lâche, et qui sont prédisposés aux affections muqueuses, aux maladies par faiblesse.

Plusieurs ferrugineux, par leur propriété astringente, leur impression styptique, peuvent être utiles contre les flux qui succèdent aux phlegmasies des membranes muqueuses. Ils sont recommandés dans les hémorrhagies passives. Leur action sur la partie par où s'écoule le sang détermine un resserrement des ouvertures vasculaires, et s'oppose par là à la sortie du fluide qui force leur résistance; elle répare le désordre que l'excès ou la permanence de l'hémorrhagie a pu occasionner, en rétablissant les fonctions nutritives dans tout le système, si au traitement local on joint un traitement intérieur.

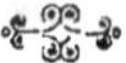

DES INCONVÉNIENS

Les acides acétique, carbonique, lactique, sulfurique et tartrique, combinés au protoxyde de fer, donnent naissance à des ferrugineux qui ont tour à tour été employés en médecine, mais dont l'usage n'a pu se maintenir. Les uns sont insolubles et ne peuvent, par cette raison, être absorbés avec facilité; les autres ont une saveur styptique tellement prononcée, qu'il n'est guère possible d'en faire usage à l'intérieur. Comme le fer, dans toutes ces préparations, n'est qu'au premier degré d'oxydation, il a une grande tendance à s'unir à une nouvelle quantité d'oxygène. C'est pourquoi beaucoup de corps exercent, sur les médicamens qui ont le protoxyde de fer pour base, une influence fâcheuse; ils en changent la composition, ils en modifient les propriétés. Personne n'ignore que le simple contact de l'air atmosphérique suffit pour produire cet effet sur les martiaux constitués ainsi que nous venons de le dire.

L'emploi des oxydes de fer présente des inconvéniens non moins graves. En effet, le protoxyde de fer est un des corps les plus altérables que l'on connaisse; il passe rapidement au maximum d'oxydation, et, dans cet état, il ne peut être absorbé ni avec facilité ni en quantité notable.

Le seul moyen de parer à tous les inconvéniens qui viennent d'être signalés, consiste à remplacer les ferrugineux dont il vient d'être question, par des préparations solubles, complètement oxygénées, et par cela même inaltérables. Mais alors des inconvéniens d'un autre ordre se présentent : ces ferrugineux ont une saveur tellement désagréable que les malades ne peuvent en supporter l'usage. Heureusement que parmi ces composés ferriques, il en est un dont la saveur est peu prononcée, et que, pour cette raison, nous allons faire connaître.

DU CITRATE DE FER.

Dès l'année 1831, à la suite et comme résultat d'un travail que nous avions entrepris sur le fer, nous présentâmes à la Société de Pharmacie de Paris, plusieurs composés ferrugineux qui, considérés sous le double rapport de leurs propriétés chimiques et de leur utilité en médecine, méritèrent l'approbation des membres de cette société. Depuis cette époque, les formules de ces ferrugineux ont été insérées dans plusieurs pharmacopées et journaux scientifiques.

En poursuivant nos travaux sur le même sujet, nous avons obtenu, sous la forme de paillettes transparentes et d'une belle couleur grenat, un citrate de fer remarquable sous tous les rapports.

Des expériences faites avec soin et répétées un grand nombre de fois par des médecins consciencieux, nous permettent d'affirmer que de tous les sels de fer, le citrate dont nous venons de parler est celui qui mérite d'obtenir la préférence dans le traitement de la chlorose ou pâles couleurs, et dans presque tous les autres cas où l'emploi des martiaux est indiqué. Si à l'égard de ce que nous venons d'énoncer, il s'élevait quelques doutes, l'exposé sommaire des qualités qui appartiennent à ce citrate suffira pour les dissiper.

Ce sel contient près de la moitié de son poids d'oxyde de fer, et résiste à l'action des bases alcalines. L'air atmosphérique n'a aucune influence sur lui; très soluble, il satisfait pleinement à cette maxime si connue et si vraie : *corpora non agunt nisi soluta.*

Une autre qualité de ce citrate et qui n'est pas moins importante que les premières, c'est de n'avoir pas la saveur atramentaire que l'on rencontre dans les autres ferrugineux, saveur qui nuit beaucoup, comme on sait, à l'emploi de ces médicamens.

C'est en considération de tous ces faits que nous avons choisi le citrate de fer dont il vient d'être question, pour en faire la base de plusieurs préparations médicamenteuses dont l'utilité et l'efficacité ont réellement dépassé nos espérances. Nous voulons parler du sirop de citrate de fer, et de plusieurs autres médicamens qui vont faire le sujet d'autant d'articles.

DES MÉDICAMENS FERRUGINEUX

PRÉPARÉS PAR BÉRAL,

RUE NEUVE-DES-CAPUCINES, N° 11, A PARIS.

SIROP DE CITRATE DE FER.

C'est au citrate de fer dont nous venons de faire connaître les propriétés chimiques, que sont dues les qualités qui ont valu à ce sirop ferrugineux, la réputation dont il jouit comme agent thérapeutique; c'est ce citrate qui en est la partie active, c'est la substance à laquelle il doit son efficacité dans les maladies qui réclament le secours des martiaux.

DES PROPRIÉTÉS ET DE L'EMPLOI DU SIROP FERRUGINEUX.

Composé d'élémens sur lesquels l'air atmosphérique n'a aucune influence, le sirop de citrate de fer est toujours identique, son action constante et certaine. Comme le fer y est à l'état de solution parfaite, il est absorbé avec facilité et mis en contact avec toutes les parties de l'économie dans un temps très court. Ces circonstances expliquent pourquoi ce médicament peut être employé à des doses élevées.

De tous les composés à base de citrate de fer, le sirop est celui qui contient, sous un même volume, la quantité la plus considérable de fer et de matière sucrée, ce qui en rend l'usage préférable dans un grand nombre de circonstances. A la fois plus agréable à prendre et plus actif que toute autre préparation de fer, le sirop ferrugineux conviendra d'une part aux enfans et aux personnes d'une constitution délicate, et de l'autre aux malades qui devront faire usage du fer à une dose élevée.

La chlorose ou pâles couleurs est la maladie qui réclame le plus impérieusement l'emploi du sirop de citrate de fer; les sujets chlorotiques, ceux chez lesquels son action est la plus remarquable. On s'en sert avec succès pour rétablir la menstruation chez les femmes mal réglées; pour rendre cette fonction normale lorsqu'elle est dépravée et remplacée par des écoulemens chlorotiques. C'est un de nos meilleurs stomachiques, celui qui réussit le mieux lorsque les dérangemens de l'estomac ont pour cause l'inertie des organes qui président à la fonction digestive, lorsqu'il convient de combattre le relâchement, la mollesse des tissus de ces organes.

Le sirop de citrate de fer convient dans presque tous les cas où l'emploi des ferrugineux est indiqué : il suffirait donc, pour en faire une application rationnelle, de prendre connaissance des considérations générales exposées au commencement de cette notice, et qui ont été extraites des meilleurs ouvrages de médecine. Toutefois, comme il est certain que les médicamens, quelle que soit leur nature, ne produisent de bons effets qu'autant qu'ils sont pris à des doses convenables et dans des circonstances opportunes toujours difficiles à déterminer, les malades devront, avant de faire usage du sirop ferrugineux , réclamer les conseils éclairés d'un homme de l'art.

La dose, pour les adultes, est de deux cuillerées à bouche par jour, que l'on augmente graduellement selon l'âge, le tempérament des malades, et les indications à remplir. Lorsque les symptômes des maladies pour lesquelles on aura fait usage du sirop ferrugineux auront disparu , il sera prudent d'en continuer l'usage pendant quelque temps, en ayant le soin de diminuer progressivement la dose du sirop.

Pour les enfans , deux à quatre cuillerées à café par jour suffisent. On doit les leur faire prendre en plusieurs fois, avec une petite quantité d'eau.

Chaque cuillerée à bouche de sirop contient douze grains ou soixante centigrammes de citrate de fer, et doit être prise séparément dans un demi-verre d'eau.

N. B. Les malades trouveront le sirop de citrate de fer ainsi que tous les autres ferrugineux préparés par M. Béral, chez tous les Pharmaciens de Paris et des autres villes de la France et de l'étranger.

Quelques personnes ont essayé de substituer aux ferrugineux préparés par M. Béral, des compositions moins actives et souvent défectueuses. Pour rendre impossible à l'avenir ces falsifications toujours fâcheuses pour les malades, chaque flacon portera le nom et l'adresse de M. Béral, avec un cachet aux armes de la ville de Paris.

Le sucre, par l'action qu'il exerce sur tous les sels ferriques, modifie quelquefois la couleur et la saveur du sirop, mais cet effet n'a aucune influence sur les propriétés du médicament.

SACCHARURE DE CITRATE DE FER.

Le saccharure de citrate de fer ne diffère du sirop que par la forme du médicament et la proportion relative des élémens qui le composent. Les ingrédiens aromatiques qui, dans le saccharure, sont associés au citrate, n'ont pas d'autre fonction que celle de rendre le médicament plus agréable et plus stomachique.

Ce saccharure contient une forte proportion de citrate de fer; on peut le conserver pendant plusieurs années, sans craindre qu'il perde de ses propriétés.

Dissous dans de l'eau, le saccharure de citrate de fer constitue l'eau ferrée; c'est sous cette forme seulement qu'il est employé en médecine.

Chaque flacon contient la quantité de saccharure nécessaire pour composer six bouteilles d'eau ferrée.

DE LA MANIÈRE DE PRÉPARER L'EAU FERRÉE.

Chaque flacon de saccharure ou poudre ferrée est accompagné d'une mesure en carton qui, remplie de poudre, forme une dose.

Pour préparer l'eau ferrée, il suffira de verser, dans une bouteille ordinaire remplie d'eau commune, une dose de saccharure, et d'agiter le mélange jusqu'à ce que la poudre soit complètement dissoute, ce qui se fait en moins de deux minutes. Cette quantité contient un gramme de citrate de fer.

DES PROPRIÉTÉS ET DE L'EMPLOI DE L'EAU FERRÉE.

Préparée comme nous venons de l'indiquer, l'eau ferrée est légèrement colorée; sa saveur sucrée, son parfum peu intense, mais agréable. On y reconnaît à peine la saveur du fer, ce qui fait que les malades la boivent avec plaisir et ne s'en lassent jamais.

L'eau ferrée devra être employée dans tous les cas où il suffit de faire usage du fer à des doses modérées. On doit la prendre pure, mais rien ne s'oppose à ce que, au besoin, on lui associe une petite quantité de vin rouge. On peut en faire usage à toute heure du jour, et même aux repas.

La dose, pour les adultes, est d'une bouteille par jour, mais il n'y a aucun inconvénient à en prendre davantage : cela est même quelquefois nécessaire. Dans ce cas, il serait mieux de rendre le médicament plus actif, en dissolvant dans chaque bouteille d'eau, deux mesures de saccharure au lieu d'une.

PASTILLES DE CITRATE DE FER.

Ces pastilles sont destinées aux personnes qui n'aiment pas à prendre des médicamens liquides, et pourront être utilisées en voyage, comme moyen de ne pas interrompre un traitement commencé.

C'est sous la forme de pastilles que l'on doit employer le fer, lorsqu'on en fait usage comme stomachique, à cause de la facilité que l'on a de porter ce médicament sur soi, ce qui permet de le prendre à toute heure du jour, et d'en diriger l'action à volonté.

Chaque pastille contient un grain ou cinq centigrammes de citrate sec.

La dose est de six à douze par jour, mais il n'y a aucun inconvénient à la dépasser.

PILULES DE CITRATE DE FER.

Façonné en pilules, le citrate de fer constitue un genre de médication que beaucoup de malades recherchent.

Chaque pilule contient un grain ou cinq centigrammes de citrate de fer.

On doit en prendre de six à douze par jour, mais cette quantité peut être augmentée au besoin.

VIN DE QUINQUINA FERRUGINEUX.

Composé d'élémens que l'on supposait incompatibles, le vin de quinquina ferrugineux constitue un médicament nouveau dont le besoin se faisait sentir à chaque instant, et qui, entre les mains des médecins, recevra de nombreuses et utiles applications.

On doit en prendre un ou deux verres à liqueur par jour: chaque dose, du poids d'environ 50 grammes, représente 3 grammes de quinquina, et contient 1 gramme de citrate de fer.

VIN CHALYBÉ, AU CITRATE DE FER.

Le vin chalybé des pharmacies est rarement employé, à cause de son peu d'énergie et de l'incertitude de ses effets. Ces inconvéniens dépendent à la fois et de la nature du vin que l'on fait agir sur le fer, et du mode mis en usage pour la préparation du vin ferré. Rien n'est plus facile cependant que d'obtenir un vin ferrugineux efficace. Pour cela il suffit de priver le vin blanc du tannin qu'il contient, et d'ajouter au vin ainsi débarrassé du principe qui pourrait précipiter le fer, une quantité suffisante de citrate de fer, soit 8 grammes par bouteille.

FERRUGINEUX DE NANCY.

Le médicament connu sous le nom de Ferrugineux de Nancy est toujours identique, complètement soluble et inaltérable : toutes ces qualités sont uniquement dues à la pureté des substances qui entrent dans la composition de ce ferrugineux, et au procédé que nous suivons pour combiner les élémens dont il est formé.

Considéré sous le rapport de l'agrément de son emploi, le ferrugineux de Nancy est la préparation qui se rapproche le plus du citrate de fer. C'est un médicament actif et qui, en raison de la modicité de son prix, pourra être utilisé dans tous les cas où l'emploi des autres moyens serait trop onéreux aux malades.

Le ferrugineux de Nancy se vend par boîtes.; chaque boîte contient douze paquets, et dans chacun de ceux-ci se trouve la quantité de sel ferrique nécessaire pour composer une bouteille d'eau ferrée.

Pour préparer l'eau ferrée, dite de Nancy, il suffira de faire dissoudre, dans une bouteille ordinaire remplie d'eau commune, les cristaux contenus dans un des paquets.

Chaque bouteille d'eau ferrée contiendra un gramme de sel ferrugineux, et devra être prise en plusieurs fois, dans les 24 heures.

L'eau ferrée de Nancy, en raison de la grande quantité de fer qu'elle contient, a une saveur ferrugineuse qui déplaît à quelques malades. On pare à cet inconvénient, par la simple addition d'un peu de sucre que l'on fait dissoudre dans l'eau ferrée au moment d'en faire usage.

CITRATE DE FER ET DE QUININE.

Le citrate de fer et de quinine est un sel nouveau appelé à rendre des services à l'art de guérir. C'est un médicament formé par la combinaison d'une partie de citrate de quinine, avec quatre parties de citrate de fer. On l'obtient sous la forme de paillettes transparentes, solubles, très amères et d'une couleur de grenat.

C'est sous la forme de pilules seulement, qu'il convient d'employer le citrate de fer et de quinine, à cause de sa grande amertume.

DES FERRUGINEUX

AUTRES QUE CEUX A BASE DE CITRATE DE FER.

LIMAILLE DE FER.

On emploie le fer sous la forme de limaille ou de poudre impalpable. Le fer, dans cet état, s'oxyde avec la plus grande facilité, et l'on conçoit que l'oxyde, au moment de sa formation, puisse être attaqué par les acides de l'estomac, et produire quelque efficacité. Mais maintenant que l'on a à sa disposition des préparations ferrugineuses entièrement solubles, l'usage de la limaille de fer doit être restreint à quelques cas particuliers.

OXYDES DE FER.

La conservation du protoxyde de fer simple exige des soins minutieux et presque toujours inutiles, et personne n'ignore que le peroxyde résiste à l'action des acides contenus dans l'estomac. D'après ces faits, il est certain que l'action de l'un de ces oxydes est souvent modifiée, et celle de l'autre presque nulle.

HYDRATE DE PEROXYDE DE FER.

L'hydrate de peroxyde de fer est employé en médecine sous la forme de poudre, ou avant d'avoir été desséché, et ayant, alors, la consistance d'une bouillie.

La préparation et la dessiccation de l'hydrate ferrique exigent beaucoup de soins, car d'une part cet hydrate retient avec opiniâtreté une partie des corps qui ont servi à le préparer, et de l'autre la moindre chaleur suffit pour le faire passer à l'état de peroxyde simple.

Les acides dissolvent cet hydrate avec facilité. Ce fait, qui rend possible l'absorption d'une quantité notable de fer, motive la préférence que l'on accorde actuellement aux oxydes hydratés.

Nouvellement obtenu, bien lavé et encore à l'état gélatineux, l'hydrate de peroxyde de fer est employé dans les empoisonnemens par l'arsenic.

Desséché avec soin, cet hydrate retient environ un tiers de son poids d'eau. Celui du commerce que l'on délivre sous le nom de carbonate de fer est rarement hydraté, et ne peut convenir pour les usages de la médecine.

IODURE DE FER.

L'iodure de fer est un des corps les plus facilement altérables que l'on connaisse. Aussitôt que sa solution est mise en contact avec l'air atmosphérique, une partie du fer s'oxyde et une quantité correspondante d'iode est mise en liberté. Cette circonstance modifie l'action du médicament d'une manière fâcheuse, et nuit beaucoup à son emploi.

L'eau saturée de sucre est un préservatif contre l'oxidation du fer de l'iodure. C'est donc seulement sous la forme de sirop, que l'iodure de fer peut être employé avec sécurité.

SIROP D'IODURE DE FER.

Le sirop d'iodure de fer est très employé en médecine, principalement dans les maladies du système lymphatique. Par son usage, on parvient à améliorer les symptômes de la phthisie tuberculeuse, et on obtient quelquefois la cicatrisation de cavernes bien reconnues par l'auscultation.

Chaque cuillerée à bouche de sirop contient deux grains ou dix centigrammes de proto-iodure de fer.

La dose, pour les adultes, est de deux à trois cuillerées à bouche par jour.

PERCHLORURE DE FER.

Le perchlorure de fer cristallisé est celui que l'on doit employer de préférence, à cause de son état presque neutre, et de la facilité avec laquelle on peut le doser exactement. Ce chlorure a une couleur jaune, et est très déliquescent.

Le perchlorure de fer est assurément le composé ferrique qui produit sur les tissus avec lesquels on le met en contact l'impression la plus vive; celui dont la stypticité est la plus prononcée. Mais le degré d'énergie et la saveur insupportable de ce médicament, ne permettent pas d'en faire usage à l'intérieur, et on ne s'en sert plus maintenant que comme agent thérapeutique externe, sous la forme de bain.

HYDROCHLORATE D'AMMONIAQUE ET DE FER.

Ce médicament a une couleur jaune, une saveur styptique. Rarement employé à l'intérieur, l'hydrochlorate d'ammoniaque et de fer est quelquefois utilisé sous la forme de lotions.

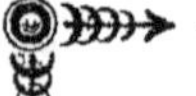

SOLUTION FERRUGINEUSE POUR BAIN.

Cette solution doit avoir une couleur rouge foncée, indice de sa bonne préparation.

Pour composer un bain ferré, il suffira d'ajouter la solution ferrugineuse à l'eau d'un bain ordinaire.

TARTRATE DE POTASSE ET DE FER.

Le tartrate de potasse et de fer tel qu'on l'obtient en se conformant aux procédés des pharmacopées, est une préparation infidèle, et que l'opérateur ne peut être assuré de reproduire toujours pareille à elle-même. C'est néanmoins un des ferrugineux dont l'usage a été le plus répandu.

Préparé en suivant le procédé que nous avons fait connaître, le tartrate de potasse et de fer ne présente aucun des inconvéniens que nous venons de signaler. C'est une préparation toujours identique et complètement soluble, qui constitue un de nos meilleurs ferrugineux. Dissous dans quinze parties d'eau au moment du besoin, il est employé à l'extérieur, et remplace l'eau ferrée dite Eau de Boule, dont la constitution est toujours plus ou moins équivoque, et l'action peu certaine.

LACTATE DE FER.

On connaît deux lactates de fer : l'un de couleur rouge, à base d'oxide ferrique : l'autre blanc, à base d'oxide ferreux. Le premier de ces sels est très soluble, toujours acide, et on ne s'en sert pas en thérapeutique. Le second, au contraire, est neutre, peu soluble, et employé en médecine. De tous les sels à base de protoxide de fer, le lactate est le moins altérable.

Les lactate, tartrate et citraté à base de protoxyde de fer ont entre eux les plus grands rapports; ils sont blancs, peu solubles, très altérables, et doués d'une saveur atramentaire qui en rend l'emploi désagréable. Les propriétés médicinales de ces trois sels ferreux sont très analogues, si non identiques, ainsi que le prouvent les expériences qui ont été faites à ce sujet.

La saveur du lactate de fer et son peu de solubilité, ne permettent pas de l'employer sous d'autres formes que celles de pastilles, de dragées et de pilules.

PASTILLES DE LACTATE DE FER.

Dans un rapport sur l'emploi du lactate de fer, rapport fait à l'Académie royale de médecine, par MM. Fouquier, Bally, et Bouillaud, rapporteur, on lit ce qui suit :

« Le fer est au nombre de ces médicamens qui, dans certains cas bien déterminés, ont pour ainsi dire tellement fait leurs preuves, qu'il n'est plus possible de révoquer en doute leur efficacité.

« L'un des premiers effets du lactate de fer est une augmentation bien décidée de l'appétit, au point que certains malades disent ne pouvoir se rassasier. Peu à peu les malades reprennent des forces ; ils montent plus facilement les escaliers ; le teint reprend de la couleur, etc. »

On fait usage des pastilles de lactate de fer dans le traitement de la chlorose et de l'anémie.

La chlorose est une maladie qui affecte spécialement les jeunes filles, et que l'on désigne vulgairement par le nom de *pâles-couleurs*, parce qu'elle est caractérisée par la pâleur excessive, la teinte jaunâtre et verdâtre de la peau, les palpitations, la gêne de la respiration, etc.

L'anémie est une maladie commune aux deux sexes, et qui est caractérisée par la pâleur de la peau, l'inappétence, les diarrhées, les sueurs excessives, la bouffissure ; en un mot, par tous les signes d'une extrême faiblesse et d'une diminution notable de la quantité ordinaire du sang.

Chaque pastille contient cinq centigrammes de lactate de fer.

La dose ordinaire est de six à douze par jour, mais cette quantité peut être augmentée au besoin.

PILULES DE LACTATE DE FER.

Les pastilles de lactate de fer ont une saveur ferrugineuse qui déplaît à quelques personnes : les pilules, n'ayant pas cet inconvénient, sont souvent préférées par les malades.

Chaque pilule contient 5 centigrammes de lactate de fer.

La dose ordinaire pour les adultes est de 6 à 12 par jour.

DRAGÉES AU LACTATE DE FER.

Les dragées au lactate de fer diffèrent des pastilles par leur forme, qui permet de les avaler sans les mâcher. Considérées sous le rapport de l'agrément de leur emploi, ces dragées peuvent être assimilées aux pilules, la saveur ferrugineuse du lactate de fer étant masquée par l'enveloppe sucrée qui les recouvre.

Ces dragées sont employées de la même manière et à la même dose que les pilules de lactate de fer.

SULFATE DE FER.

Le sulfate ferreux est le principe médicamenteux d'un grand nombre d'eaux minérales ferrugineuses ; mais ces eaux, lorsqu'elles sont exposées à l'action de l'air atmosphérique, laissent déposer le fer qu'elles contiennent, et ne produisent de bons effets qu'autant qu'on en fait usage à la source même. Comme elles sont en général très peu chargées de fer, on est forcé d'en prendre plusieurs bouteilles par jour, obligation véritablement pénible à remplir, en raison de l'impression styptique de ces eaux : ç'est pourquoi on ne se sert plus du sulfate de fer que pour les usages externes. Employé sous la forme de dissolution concentrée, ce sulfate agit comme astringent.

ACÉTATE FERRIQUE.

L'acétate de peroxyde de fer est toujours très acide, et cette acidité s'oppose à ce qu'on puisse l'employer à l'intérieur avec efficacité. Les malades ne peuvent que bien rarement en supporter l'usage, et toutes les tentives que l'on a faites dans le but de diminuer son acidité, ou de neutraliser l'action que l'acide libre qu'il contient produit sur les tissus de l'estomac, ont été infructueuses.

L'acétate ferrique est liquide, sa couleur d'un rouge foncé. On s'en sert quelquefois à l'extérieur comme astringent, après l'avoir mélangé avec 15, 25 ou 50 parties d'eau commune, selon les indications à remplir, et la nature des tissus sur lesquels on en dirige l'action.

FER RÉDUIT PAR L'HYDROGÈNE.

- Réduit par l'hydrogène, le fer est en poudre impalpable, sans avoir perdu ses qualités métalliques. Dans cet état, le fer est préférable à la limaille porphyrisée, cette dernière ne pouvant être amenée au même degré de division, et étant toujours plus ou moins oxidée.

SACCHAROLÉ DE FER RÉDUIT.

On doit en prendre deux à trois doses par jour. Une dose se compose de 25 centigrammes de fer réduit, que l'on mélange avec une égale quantité de sucre en poudre.

TANNATE DE FER.

Le tannate de peroxyde de fer est bleu, insoluble, sans saveur. Ses propriétés sont peu prononcées ; il est rarement employé:

Plusieurs médecins font usage du tannate de fer sous la forme de sirop. Comme le fer, dans cette préparation, est à l'état de tannate ferroso-ferrique et associé à un acide végétal, il est soluble, sapide, et susceptible de recevoir d'utiles applications.

Chaque cuillerée à bouche de sirop contient en dissolution douze grains ou 60 centigrammes de tannate de fer.

BLEU DE PRUSSE.

Le bleu de Prusse purifié, c'est-à-dire privé de l'alumine que celui du commerce contient en quantité variable, est quelquefois employé en médecine comme fébrifuge, ou conseillé contre les névroses, à la dose de 5 à 25 centigrammes.

Le bleu de Prusse est solide, bleu, insipide et inodore. Il est formé par la combinaison du proto-cyanure de fer avec le deuto-cyanure.

CHOCOLAT FERRUGINEUX.

Associées au chocolat, les préparations de fer sont en général peu actives, et ne produisent que des effets éloignés. Cela tient à ce que le cacao contient une quantité assez considérable de tannin, corps qui jouit de la propriété de décomposer les sels de fer, ce que l'on reconnaît à la couleur noire que prend le chocolat, aussitôt qu'on le met en contact avec un liquide aqueux.

De tous les ferrugineux, l'hydrate de peroxyde de fer est celui que l'on doit préférer, lorsqu'il s'agit d'associer le fer au chocolat.

C'est sous la forme de pastilles seulement, que le chocolat ferrugineux est employé.

PASTILES DE CHOCOLAT FERRUGINEUX.

De tous les médicamens à base de fer, le chocolat, sous la forme de pastilles, est celui qui plaît le plus aux enfans.

Chaque pastille contient 10 centigrammes d'hydrate de peroxide de fer.

La dose, pour les enfans, est de six pastilles par jour.

PILULES FERRUGINEUSES DE BLAUD.

Préparées avec le bi-carbonate de potasse et le sulfate de fer pur, les pilules de Blaud constituent un bon ferrugineux. Après la réaction chimique qui résulte du mélange des élémens qui entrent dans la composition des pilules de Blaud, il est évident, et un de nos plus habiles praticiens s'en est assuré, que c'est le carbonate double de potasse et d'oxide ferrique qui forme la base de ces pilules. La grande solubilité de ce sel en assure l'absorbtion et l'assimilation, en même temps qu'elle permet de se rendre compte de l'efficacité reconnue aux pilules de Blaud.

La dose, pour les adultes, est de six à douze par jour, quelquefois plus.

PILULES FERRUGINEUSES DE VALLET.

Le carbonate de protoxide de fer et le miel constituent, par leur mélange, les pilules ferrugineuses de Vallet. Le miel, en préservant le carbonate de l'action oxigénante de l'air, en rend la conservation plus facile, mais elle n'est jamais complète. Comme le carbonate de fer, dans ces pilules, est à l'état d'hydrate, les acides contenus dans l'estomac peuvent le dissoudre, et il en résulte un sel soluble, et par cela même susceptible d'être absorbé.

On se sert de ces pilules à la dose de six à douze par jour.

SIROP DE BAUME DE TOLU FERRÉ.

Ce sirop est employé par quelques praticiens, à la dose de deux à quatre cuillerées à bouche par jour.

Chaque cuillerée contient trente centigrammes de citrate de fer.

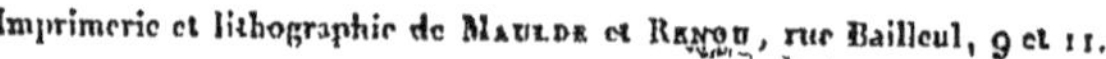

Imprimerie et lithographie de MAULDE et RENOU, rue Bailleul, 9 et 11.